AF401886

DE L'EMPLOI

DES

EAUX MINÉRALES DE POUGUES

DANS LE TRAITEMENT

DE

QUELQUES AFFECTIONS CHRONIQUES DE L'ESTOMAC

et des

ORGANES GÉNITO-URINAIRES,

Par le Dr L. DE CROZANT,

Médecin - Inspecteur des Eaux de Pougues ,

Membre de la Société de Médecine du département de la Seine ,

Lauréat de l'académie de Médecine.

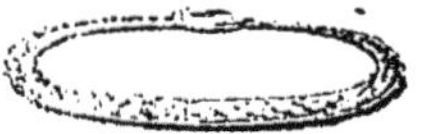

PARIS,

GERMER BAILLIERRE, LIBRAIRE,

RUE DE L'ÉCOLE DE MÉDECINE, 17.

1851.

DE L'EMPLOI

DES

EAUX MINÉRALES DE POUGUES.

P. BÉGAT, IMPRIMEUR-LIBRAIRE, A NEVERS, RUE DU FER, 16.

DE L'EMPLOI

DES

EAUX MINÉRALES DE POUGUES

DANS LE TRAITEMENT

DE

QUELQUES AFFECTIONS CHRONIQUES DE L'ESTOMAC

et des

ORGANES GÉNITO-URINAIRES,

Par le Dr L. DE CROZANT,

Médecin - Inspecteur des Eaux de Pougues,

Membre de la Société de Médecine du département de la Seine,

Lauréat de l'académie de Médecine.

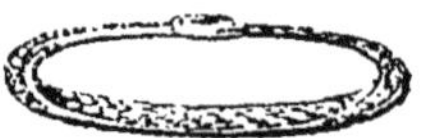

PARIS,

GERMER BAILLIERRE, LIBRAIRE,

RUE DE L'ÉCOLE DE MÉDECINE, 17.

1851.

L'emploi des eaux minérales semble devoir toujours échapper à une étude clinique sérieuse. Autrefois, la superstition leur prêtait des vertus surnaturelles qui rendaient inutiles les interprétations de la science ; aujourd'hui, l'observation médicale est tout aussi muette devant les explications de la chimie, en présence de théories *a priori* qui, pour la plupart, ne résistent pas à l'examen des faits. Que les croyances soient imposées par le charlatanisme ou la science, elles n'en sont pas moins exclusives, et font toujours négliger l'étude du malade et la marche de la guérison.

Il en est résulté, de la part de quelques-uns, un grand enthousiasme pour les vertus curatives des eaux, de la part des autres, un mépris tout aussi injuste. Les uns, séduits par ces explications trompeuses, croient avec foi ; les autres dédaignent sans examen. Si cette manière de faire a frappé beaucoup de malades et entraîné beaucoup de monde aux eaux, elle a irrité beaucoup de médecins sérieux, qui ne peuvent être convaincus par des faits présentant souvent le cachet d'une mauvaise observation, rédigés plutôt dans le but d'appuyer une théorie que d'étudier une maladie et le mode de la guérison.

Quelle que soit la difficulté qu'on éprouve aujourd'hui à bien se rendre compte de l'action des eaux minérales, on ne doit pas moins chercher à éclairer cette question obscure, et pour cela, observer avec soin ce qui se passe durant le cours du traitement, étudier les symptômes qui se développent, les changements qui se produisent. Les conclusions viendront après.

En signalant les guérisons remarquables qui se sont opérées à Pougues, je chercherai à montrer comment elles se sont faites, et à indiquer, d'après les phénomènes survenus dans le cours du traitement, le but que doit se proposer le médecin et le résultat qu'il doit espérer. Toutes les fois qu'une explication en harmonie avec les idées générales de thérapeutique se trouvera confirmée par telle partie constituante de nos eaux, je l'exposerai comme rendant compte des effets observés.

L'eau de Pougues a été analysée plusieurs fois, d'abord par Hassenfratz, et dernièrement par MM. Boulay et O. Henry. Ils diffèrent peu comme analyse qualitative, mais sous le rapport de la quantité, il y a une différence assez sensible entre ces auteurs.

Il résulte de l'analyse de ces auteurs, que cette eau minérale contient une grande quantité d'acide carbonique libre, que les sels qui se trouvent en plus grande proportion sont le carbonate de chaux et le carbonate de magnésie, qui, à eux seuls, forment presque la moitié de la masse saline dissoute. Viennent ensuite les carbonate et sulfate de soude, le chlorure de magnésium, etc. Le carbonate de fer se trouve, dans cette analyse, représenté en quantité peu considérable, peut-être parce que les auteurs n'auront pas tenu compte de la partie notable qui se dépose par suite de l'évaporation de l'acide carbonique. Les bouteilles transportées loin de la source contiennent, en effet, un dépôt ocracé composé surtout de peroxyde de fer. Du reste, il n'y a pas, je crois, d'eau minérale fortement gazeuse qui ne contienne plus ou moins de ce métal.

Quant aux sels qui, par leur quantité et certaines vertus thérapeutiques connues, semblent être la base essentielle des eaux de Pougues, ce sont certainement les sels de chaux, de magnésie et de soude à l'état de carbonate. L'eau nouvellement puisée à la source est claire et limpide, tellement chargée de gaz, qu'il suffit de l'agiter légèrement avec une cuiller ou un biscuit pour obtenir un pétillement semblable à celui de nos eaux artificielles gazeuses. Si on la laisse plus longtemps exposée à l'air, l'acide carbonique s'évapore et il se précipite alors un peu de carbonate de chaux, qui donne au liquide une teinte légèrement opaline, et un peu de poussière ocracée formée de peroxyde de fer. Les deux carbonates de chaux et de magnésie peuvent, je crois, servir à expliquer en partie les effets avantageux que produisent les eaux dans les maladies des voies génito-urinaires, et dans les affections gastro-intestinales si nombreuses, dont nous examinerons plus loin la nature. D'après Dufouilloux, il existait autrefois plusieurs sources qui auront été comblées ou bouchées; aujourd'hui il n'y en a que deux en état de service, mais satisfaisant pleinement aux besoins des malades. La composition de ces deux sources paraît être la même; cependant la plus grande, celle qui sert spécialement à alimenter les bains de l'établissement, a une odeur sulfureuse assez prononcée, ce qui tient probablement à la décomposition de quelques sulfates par des matières organiques; cette formation d'hydrogène sulfuré a lieu quelquefois dans les bouteilles que nous expédions, et elle est due presque toujours à un petit morceau de paille qui se trouve par hasard dans la bouteille.

La composition de cette eau minérale, telle qu'elle est formulée par M. Henry, la distingue complètement des autres sources de France, par la présence des carbonates de chaux et de magnésie, qui représentent la moitié des sels en dissolution, tandis que dans les autres eaux, ces sels sont en très-faible proportion, comme dans celles de Vichy, Néris, Plombières, dans lesquelles dominent, au contraire, les carbonates de soude et de potasse. Contrexeville est la seule source qui ait une composition à peu près semblable, quoique beaucoup moins riche, puisque les eaux de Pougues contiennent près de 3 grammes de sels pour 1 kilogramme d'eau, tandis que celles de Contrexeville, pour la même quantité, ne donnent que 40 centigrammes, moins la chaux que j'évalue approximativement à 1 gramme. Cette observation est importante, si l'on veut bien remarquer 1° que ces deux fontaines sont les seules qui ont joui d'une grande réputation dans le traitement des maladies des organes génito-urinaires, réputation qui a résisté à l'abandon dans lequel se sont trouvés ces établissements, et à la vogue imméritée peut-être des eaux chargées de soude et de potasse; 2° que l'élément principal, le carbonate de chaux, se retrouve, comme partie essentielle, dans tous les remèdes vantés par nos devanciers contre la gravelle : les coquilles d'escargot de Pline, l'eau de chaux de Whytt, le fameux spécifique de mademoiselle Stevens, composé de coquilles d'œufs et de quelques diurétiques; 3° enfin, que, pour Brande, la magnésie était la médication héroïque de la gravelle. Ces deux sels ont en outre l'avantage de pouvoir être pris sans aucune espèce de danger pour les voies digestives,

tandis que les carbonates de soude et de potasse,
parties actives des eaux de Vichy, Luxeuil, Néris,
etc., sont beaucoup moins innocents. « Si la quantité du carbonate de soude ou de potasse dépasse
24 ou 36 grains dans les vingt-quatre heures, le
plus souvent l'estomac est dérangé de ses fonctions, et des vomissements surviennent quelquefois : il n'est d'ailleurs pas très-rare que ces accidents arrivent même quand la dose n'a pas été
aussi considérable. » (Magendie, Dict. en 15 v.,
t. 9, p. 269.)

Ces deux sels de magnésie et de chaux sont probablement la cause des merveilleux effets de l'eau
de Pougues dans le traitement des affections chroniques de l'estomac, puisqu'ils sont aussi la base
de médicaments très-anciennement renommés
contre les maladies des voies digestives : la poudre
d'yeux d'écrevisse, etc., et dans ces derniers temps
le saccharate de chaux, que M. Trousseau a employé avec le plus grand succès contre les diar-
rhées chroniques des enfants.

Je me suis arrêté sur la nature des eaux de
Pougues et sur leur composition chimique pour
expliquer autant que possible à la science leurs
vertus curatives d'une manière classique et en
harmonie avec le dogme thérapeutique ; mais il y
a dans leur action quelque chose de spécial, un
inconnu que la chimie ne peut expliquer, et qui
échappe à toutes les lois que la médecine a créées,

quelque chose qui fait que les eaux bonnes ne peuvent être prises qu'à très-petites doses à la source,
tandis que transportées à Paris, on les boit à plein
verre; que les eaux du Mont-Dore ont une action
remarquable sur les organes de la respiration;
celles de Pougues, sur les organes de la sécrétion
urinaire et de la génération. Avouons notre igno-
rance sur ce point, mais que le dépit de ne pouvoir pas trouver une explication satisfaisante pour
notre raison ne nous pousse pas à méconnaître des
effets thérapeutiques remarquables, et à nier ce
que nous ne pouvons pas comprendre.

Il y a une grande difficulté de ranger une **eau**
minérale dans l'une des classes décrites dans les
traités de matière médicale, tant à cause de la
quantité des produits qu'elle renferme, qu'à cause
de la variété des cas pathologiques dans lesquels
elle est employée avec succès. Cependant, étudiée
avec soin dans ses effets sur l'homme sain ou malade, celle de Pougues me semble devoir être rap-
prochée des médicaments excitants : aussi doit-
elle être toujours administrée avec beaucoup de
soin et de prudence. Prise à petites doses et par
des personnes vigoureuses, elle produit peu d'effets immédiats, si ce n'est d'exciter la muqueuse
de l'estomac, de développer l'appétit, d'augmenter
considérablement la sécrétion de l'urine, qui devient presque tout de suite légèrement et passa-
gèrement alcaline. Pendant les repas, coupée avec

le vin ou de l'eau sucrée, elle facilite la digestion,
et délivre des nausées, auxquelles sont sujets
quelques individus bien portants d'ailleurs. Les
personnes faibles, outre les effets précédents,
éprouvent après les premiers verres un sentiment
de pesanteur à la tête, accompagné d'un peu de
céphalagie ; cet état est passager, à moins qu'on
n'ait abusé : elles éprouvent un état d'excitation
générale assez marquée, de la rougeur à la peau,
des bouffées de chaleur à la tête, etc., etc. A cette
légère excitation générale succède un calme dont
les malades apprécient la douceur en proportion
de leur état de faiblesse. C'est alors que l'appétit
se manifeste, ainsi que l'action diurétique.

Après plusieurs jours de traitement, les effets
d'excitation sont plus marqués et plus généralisés :
la circulation est accélérée, les forces digestives
se sont singulièrement accrues, les organes génito-urinaires sont spécialement surexcités, les
urines sont abondantes, les érections fréquentes et
accompagnées d'un léger prurit dans le canal de
l'urèthre, et cela chez des individus dont les fonctions génératrices semblaient complètement étein-
tes depuis plusieurs mois. Dans ces circonstances,
il faut suspendre le traitement pour quelques
jours, car, en continuant, l'excitation générale
augmente, les nuits sont mauvaises', il y a de
l'agitation, de l'insomnie, etc., quelquefois de la
fièvre.

Prises à des doses plus élevées, elles deviennent un peu purgatives, et ne conviennent point, en général, aux individus qui ont une affection organique des intestins; mais elles font merveille, au contraire, chez ceux qui sont atteints de diarrhée passive, de flux intestinal sans douleur et sans ténesme.

Cette action énergique sur l'homme sain, qui m'engage à rapprocher l'effet de ces eaux de la médication excitante, trouve cependant un démenti dans la facilité avec laquelle elle est supportée par les estomacs les plus malades et les plus débiles, et cela sans douleur, sans fatigue, et presque toujours avec le succès le plus complet et souvent le moins attendu. On pourrait peut-être invoquer une action substitutive qui expliquerait la guérison par le fait de l'irritation elle-même, et alors les malades éprouveraient une exacerbation locale, au moins momentanée, par le fait du médicament : c'est ce qui n'a pas lieu dans toutes les formes de dyspepsies; on le remarque constamment dans la dyspepsie pituiteuse, mais dans la gastralgie franche, le pyrosis, etc., etc., les malades se plaisent, au contraire, à reconnaître le bien-être presque immédiat qu'ils éprouvent dès le commencement de la médication. Cette eau, que la composition et l'action physiologique rapprochent des remèdes excitants, passe avec autant de facilité que tous les émollients, et cela quelquefois chez des malades dont l'estomac se trouvait dans l'état le plus déplorable, dont les douleurs violentes, les vomissements continuels, les hématémèses, semblent ne devoir jamais avoir un terme. Dans l'exemple suivant, que je cite de préférence à beaucoup d'autres, à cause du retentissement qu'a eu la guérison par suite de la gravité de la maladie et de l'intérêt général qu'inspirait la malade, on peut voir ces effets d'une manière évidente :

Ire OBSERVATION.

Mademoiselle de C**, en traversant une rue, fut frappée, dans la région épigastrique , par le timon d'une voiture de porteur d'eau , et renversée par la violence du coup; elle ne sort de son évanouissement que pour vomir du sang avec abondance , et presque continuellement. Le traitement fut très-énergique : saignée des bras, des pieds, sangsues, boisson froide , diète sévère. Une fièvre violente s'alluma , délire intense, et un état grave des poumons vint compliquer sa position. Les vomissements étaient continuels , le plus souvent mêlés de sang. Un traitement antiphlogistique énergique fut continué, puis remplacé par des dérivatifs sur la peau et la muqueuse intestinale. Les accidents diminuèrent un peu , mais l'estomac resta toujours malade , et l'hématémèse persistante ne faisait qu'accroître l'extrême faiblesse de mademoiselle de C**, et inspirer à sa famille et aux médecins les plus vives inquiétudes. Mademoiselle de C** arriva mourante à Pougues. L'estomac présentait l'état le plus grave ; douleurs vives dans tout le ventre, augmentées par

la pression; vomissements sanguinolents précédés et suivis
d'une grande anxiété. L'état des poumons est assez bon ;
fièvre continue avec redoublement le soir et un peu de fris-
son. Faiblesse extrême ; la malade ne peut soulever ses bras,
céphalalgie persistante. Pour toute nourriture, un peu de lait
coupé que l'estomac rejette en partie. Mademoiselle de C**
commence l'usage des eaux, coupées avec du lait et de l'eau
sucrée. Ces premiers essais, tentés avec beaucoup de ménagement, furent couronnés de succès. Au bout de quelques
jours la malade put être transportée d'un lit dans un autre ;
diminution des vomissements et de la douleur ; bains émollients, continuation de l'eau minérale à plus fortes doses,
mais toujours coupées. Un mieux très-remarquable se sou-
tint jusqu'au douzième jour. A cette époque, redoublement
des vomissements ; suspension du traitement pendant deux
jours; émollients; la reprise de l'eau minérale amena alors
un mieux rapide : le dix-huitième jour de son arrivée,
mademoiselle de C** prenait un peu de bouillon de poulet,
et le vingt-deuxième jour elle put se lever et faire quelques
pas. Les nuits étaient très-bonnes, la fièvre avait disparu,
plus de vomissements, plus de douleurs. Les forces reparurent sensiblement, et lorsque mademoiselle de C** quitta
Pougues, tout permettait de ne pas craindre une rechute en
surveillant avec soin son régime, et en continuant l'eau de
Pougues. Elle fut cependant un peu malade pendant l'hiver,
et à la saison suivante elle revint passer deux mois à Pougues
pour compléter et affermir sa guérison, qui fut réelle.

Il n'est pas très-aisé d'expliquer le mode de
guérison, dans ce cas, uniquement par une action
substitutive. La malade a digéré assez bien tout

d'abord l'eau coupée qu'on lui a fait prendre, et elle n'a présenté aucun signe d'excitation locale. Il y a bien eu au bout de quelques jours de traitement une exacerbation manifeste dans l'état général de la malade, et aussi dans les symptômes gastriques : avec l'insomnie et la fièvre, les vomissements reparurent et obligèrent de cesser l'emploi des eaux de Pougues pendant quelques jours ; mais il me semble qu'il y avait là autant d'excitation générale que d'excitation locale, et c'est ce dont il sera facile de se convaincre, en lisant les autres observations que je serai obligé de citer, en parlant du traitement des dyspepsies, et des nombreuses et variées maladies qu'elles entraînent.

Est-il irrationnel d'admettre que dans ce cas, comme dans une foule d'autres de même forme, le médicament, de nature évidemment excitante, a guéri, en généralisant l'excitation, prédominante alors dans le tube digestif au détriment de tout le reste de l'organisme, dépourvu de réaction, plongé dans un état d'anéantissement absolu ? En effet, avant même que la malade ait apprécié un mieux du côté de l'estomac, avant qu'elle ait pu augmenter son alimentation, elle sentait déjà un bien-être général des plus manifestes ; la vie, par suite de cette excitation générale, se trouve distribuée d'une manière plus uniforme et plus satisfaisante ; tous les organes musculaires, glandulaires, participent à cette animation, dans les limites de leurs fonctions, et produisent, à l'égard du tube digestif malade, une révulsion d'autant plus efficace, qu'elle est plus durable, plus physiologique.

Cette excitation générale est non-seulement utile dans le but que je viens de signaler, mais indispensable quand on veut rendre ses fonctions au principal organe de réparation, et doit être regardée comme une condition nécessaire du traitement local des affections gastro-intestinales chroniques. Si l'eau de Pougues n'avait que l'avantage de modifier la muqueuse gastrique, elle échouerait infailliblement, car, pour que nos intestins digèrent, il faut que le besoin de réparation soit éveillé et entretenu par l'activité fonctionnelle de nos autres organes. L'homme dont les organes ne travaillent pas de manière ou d'autre n'a pas besoin d'une nutrition parfaite. L'estomac qui ne fonctionne pas tend à s'altérer ou à rester malade, quels que soient les efforts qu'on fasse pour ranimer la muqueuse gastrique et réveiller artificiellement ses fonctions. On ne peut négliger en thérapeutique cette excitation générale, sans s'exposer à de graves mécomptes. C'est par cette heureuse et double action que je crois, pour ma part, devoir comprendre les remarquables effets de l'eau minérale de Pougues dans le traitement des dyspepsies. Cet avantage ne se rencontre peut-être pas dans les eaux de Vichy et autres, qui, ne présentant qu'une des propriétés, celle de l'action locale, ne pourraient produire qu'une amélioration très-momentanée et sans résultat. On s'explique alors pourquoi les eaux de Vichy, prises à petites doses, les pastilles de Vichy, etc., etc., produisent de très-bons effets chez les individus atteints de légers dérangements de l'estomac, tandis que, par un emploi prolongé, à doses plus fortes, ou chez des personnes plus gravement malades, elles ne font qu'augmenter le mal et ne peuvent être continuées sans danger; c'est qu'elles sont essentiellement débilitantes, et qu'elles ne mettent pas l'organisme en état de jouir et de profiter du bien-être local qu'elles peuvent produire, et qu'elles produisent en effet.

Pour résumer en quelques mots les propriétés thérapeutiques des eaux de Pougues prises à l'intérieur, nous dirons qu'elles sont un excitant général, qu'elles agissent localement sur les organes génito-urinaires et le tube digestif, dont elles activent les fonctions, sans nous arrêter aux autres propriétés dont nous avons parlé, et qui découlent naturellement de leur composition chimique.

TRAITEMENT DES DYSPEPSIES.

Les maladies de l'estomac sont, en général, aujourd'hui mal étudiées, et par conséquent mal connues, par suite de la fâcheuse préférence qu'on a, dans nos hôpitaux, pour les affections aiguës, dont la cure nous offre un résultat plus prompt, plus brillant, et par conséquent plus satisfaisant. Ce sont cependant celles qui s'offrent le plus communément dans la pratique et qui découragent le plus le médecin, par l'impuissance des moyens qu'il emploie, et la ténacité du mal. L'incertitude et l'hésitation dans le traitement sont suffisamment démontrées par l'immense quantité de médicaments tour à tour vantés puis dédaignés, et expliquées par le chaos dans lequel est plongée cette partie intéressante de la nosographie. Toutes ces formes si variées et si curieuses, bien connues et bien décrites, ont été confondues toutes ensemble sous les noms génériques de *gastralgies*, de *gastrites chroniques*, etc., etc., selon les tendances doctrinaires de telle ou telle époque. Je crois devoir préférer, pour désigner cet état pathologique si varié dans ses expressions symptomatiques, le terme plus vague et plus général de Vogel, de *dyspepsie*. Il a au moins l'avantage de ne pas offrir à l'esprit l'idée d'une précision trompeuse, et d'appeler l'attention sur le fait principal de l'affection ; perte ou perversion des fonctions de l'estomac, source de tous les symptômes généraux qu'entraîne le défaut d'alimentation : la faiblesse, l'éréthisme nerveux, etc., etc.

Au milieu de toutes les nuances qui proviennent, dans cette maladie, de la prédominance de tels ou tels symptômes, trois formes assez distinctes peuvent être saisies : 1° la dyspepsie pituiteuse, 2° la dyspepsie flatulente, 3° la gastrodynie. A ces trois formes principales peuvent se joindre toutes les au·tres : ainsi, la dyspepsie atonique de Cullen, l'embarras gastrique chronique, et la maladie décrite par Sennert sous le nom de *nausea ex cacochiliâ*, doivent être comprises dans le groupe des dyspepsies pituiteuses. A la deuxième, on peut rapporter la cardialgie, les coliques venteuses, et enfin, à la troisième, tous ces groupes si différents par la nature, par la cause, et auxquels Sauvages a cru devoir donner des noms particuliers. Ces formes, je le répète, ne sont qu'approximativement distinctes, et dans certains cas, sont tout à fait impossibles à classer. Le plus net, le mieux dessiné de ces trois genres, est certainement la dyspepsie pituiteuse, et c'est en même temps le plus commun, du moins parmi les malades qui vont à Pougues, et dont j'ai l'observation sous les yeux; c'est aussi le plus grave par la ténacité, la continuité du mal, par l'état cachectique qu'il entraîne et le profond désespoir dans lequel le malade tombe en voyant chaque jour ses forces s'épuiser, sa santé disparaître.

C'est surtout à la cure de cette dispepsie que les eaux de Pougues ont dû leur réputation, et je ne crois pas qu'il y ait un médicament qui leur soit comparable dans le traitement de cette maladie. Il est, en effet, facile de concevoir *a priori* la rai-

son des succès. La muqueuse gastro-intestinale,
sous l'influence d'une cause qui nous est tout à fait
inconnue, comme celle de tous les flux catarrhaux,
sécrète des mucosités plus ou moins abondantes,
dont la présence entraîne la perte de l'appétit, le
goût pâteux de la bouche, des nausées et un sentiment de gêne ou d'embarras que le malade ne manque pas de signaler ; les fonctions digestives se trou-
blent, les repas sont digérés mal et avec lenteur,
quelquefois rejetés ; les vomissements se répètent,
deviennent continuels, et sont accompagnés tantôt
de constipation, tantôt de diarrhée, suivant que le
catarrhe intestinal s'étend plus ou moins loin dans
les intestins. Cet état pathologique résiste à presque tous les traitements les mieux combinés ; le
malade s'affaiblit, s'épuise, et ne tarde pas à présenter tous les symptômes habituels de la cachexie.
Dans quelques cas, comme je l'ai indiqué dans ma
thèse inaugurale, il suffit de débarrasser l'estomac
par un vomitif pour rétablir les fonctions de cet organe, et voir la santé renaître ; mais, chez ceux qui
souffrent depuis longtemps, ce remède ne suffit pas,
parce que la muqueuse se trouve plus profondément modifiée dans ses habitudes fonctionnelles,
et il faut agir d'une manière moins énergique,
mais plus continue, et tout le monde connaît les
avantages, dans ce cas, des sels de chaux.
MM. Trousseau et Pidoux les regardent (*Traité de
thérapeutique*) comme un des principaux agents

dans le traitement des affections chroniques des organes de la nutrition; cette opinion se retrouve, du reste, dans presque tous les auteurs, et entre autres, dans Cullen, qui le préfère de beaucoup aux sels de soude et de potasse. Le carbonate de chaux agit, en effet, non-seulement comme alcali, en s'emparant de la quantité surabondante d'acide qui se trouve dans l'estomac, en débarrassant ainsi le malade d'un état aussi gênant que nuisible à la digestion ; en outre, il agit sur la muqueuse, qu'il surexcite légèrement, en modifie la sécrétion, et les fonctions ne tardent pas à se régulariser sous son heureuse influence. Le carbonate de magnésie a été de tout temps trop prôné contre cette même maladie pour que j'insiste sur l'avantage de sa présence dans l'eau de Pougues : chacun sait le bénéfice qu'on retire de son administration dans le cas de vomissements chroniques, flatuosités, etc.; ses propriétés dites *absorbantes* sont vantées dans tous nos livres.

Persuadé que c'était principalement à ces deux sels que l'eau de Pougues devait ses succès dans la dyspepsie, j'ai fait préparer des pastilles composées de ces deux substances en proportion égale, dont j'ai obtenu à Paris de très-bons effets, moins brillants sans doute que ceux observés à Pougues, mais assez clairs cependant pour m'affermir dans mon opinion. Les résultats m'engagent à faire entrer ces deux sels comme partie essentielle des pastilles artificielles de Pougues.

Ces deux sels suffisent donc pour faire comprendre l'action thérapeutique locale de l'eau de Pougues, mais ils n'ont plus la même importance pour expliquer l'excitation générale qu'elle développe, sans laquelle, je le répète, le traitement local de la dyspepsie échoue presque constamment. C'est alors qu'il faut admettre l'influence de cette inconnue qui échappe au creuset du chimiste, mais que le médecin ne peut méconnaître par son énergique action. C'est en vain qu'on invoque l'air pur d'une campagne heureusement située, le charme des promenades qui naît de la variété des sites, de la beauté des paysages, l'attrait d'une vie nouvelle pour l'homme des villes qui repose son esprit en fatiguant ses muscles. Nous verrons, en effet, plusieurs malades goûter pendant long-temps tous ces plaisirs sans en retirer aucun fruit, et ne guérir qu'en prenant les eaux. Je suis loin cependant de nier l'influence avantageuse des circonstances agréables au milieu desquelles vit le malade, et sous ce rapport, dont j'apprécie toute l'importance; la situation de notre fontaine est des plus heureuses, offrant le double charme d'un pays montagneux et boisé, et d'une des plaines les plus riches et les plus fertiles de la France; mais je doute que le seul charme d'un tableau pittoresque suffise pour guérir un estomac malade, auquel l'air pur est d'un faible avantage s'il ne peut rien digérer.

Si nous ne pouvons pas comprendre la cause active d'un médicament, contentons-nous d'en observer les effets et d'en bien constater le succès. Voici quelques observations que je choisis parmi celles qui m'ont paru les plus intéressantes :

IIe OBSERVATION.

Dyspepsie avec vomissements de sang, diarrhée, fièvre, chlorose.
— Guérison.

Depuis deux ans mademoiselle B., à la suite d'une fluxion de poitrine, est restée malade de l'estomac. L'appétit est nul ; la malade ne peut rien digérer de ce qu'elle consent à prendre ; douleurs presque constantes à la région épigastrique, avec redoublement après les boissons les plus légères ; le ventre est tendu et douloureux, évacuations diarrhéiques précédées de coliques. Les vomissements, qui se répètent presque tous les jours, sont tantôt bilieux, tantôt muqueux, souvent mélangés de sang. Fièvre presque continuelle avec des exacerbations non périodiques. L'état général est on ne peut plus fâcheux, faiblesse extrême, état chlorotique très-prononcé, aménorrhée ; le teint est jaune, les forces presque nulles. La maladie a été traitée par des antiphlogistiques, les émollients, puis les toniques, sans aucun succès.

A son arrivée à Pougues, le 5 juin, mademoiselle B.. était si souffrante et si débile, qu'elle est obligée de se reposer quelques jours avant de commencer le traitement. Elle prend l'eau de Pougues par demi-verre, coupée avec de l'eau d'orge, puis avec du lait. Au bout de huit jours l'eau minérale, qui jusqu'alors avait été bien digérée, ne peut plus être supportée ; le vomissement se renouvelle tous les jours, la fièvre augmente.

Suspension du traitement pendant trois jours ; bains. Le 16 juin, reprise du traitement avec les mêmes précautions. Amélioration rapide ; le vomissement diminue de fréquence.

Le 20, mademoiselle B. commençait à digérer des potages, et au bout de dix-huit jours de traitement, le vomissement ayant complètement cessé, la malade put retourner chez elle et se reposer. Elle revint au mois d'août suivant : à la fin de cette deuxième saison, les résultats furent on ne peut plus satisfaisants, les fonctions digestives se rétablirent complètement. Elle prenait à cette époque quatre verres d'eau par jour, des bains d'eau minérale tous les deux jours ; elle n'eut, durant ce mois, qu'un vomissement, à la suite d'une soirée dansante. Les règles, qui avaient disparu depuis deux ans, et qu'on avait sollicitées sans succès par tous les moyens habituels, reparurent alors, et furent l'annonce d'un rétablissement complet. Cette guérison remarquable décida mademoiselle B. à revenir l'année suivante consolider sa santé, qui depuis s'est toujours maintenue dans l'état le plus brillant.

IIIe OBSERVATION.

Dyspepsie avec vomissements datant de dix ans.

Mademoiselle C., de Nevers, d'une constitution lymphatique, affectée depuis son enfance d'une déviation de la taille, souffre de l'estomac depuis dix ans et n'a pu être guérie, malgré les traitements les plus rationnels. Elle vomit presque tous les jours, éprouve de violentes douleurs d'estomac, inappétence, soif très-vive, pouls fébrile, peau sèche et brûlante, ventre dur, présentant quelques bosselures au toucher, et douloureux à la pression, aménorrhée. L'eau de Pougues, administrée sans mélange, est supportée très-bien ; le vomissement est suspendu, mais la diarrhée, d'abord arrêtée, reparaît le huitième jour avec une énergie qui commande une suspension pendant deux jours et l'emploi de quelques émollients.

L'eau est ensuite reprise à la dose de deux verres, et peu après la diarrhée cesse complètement ; au bout de douze jours, l'appétit était très-vif, les nuits bonnes ; quelques jours après, la malade put se lever et faire quelques pas dans sa chambre. A la fin de la saison, mademoiselle C. était en bonne voie de guérison.

Un deuxième traitement au mois d'août était nécessaire. Au commencement il y eut une petite exacerbation, après laquelle le rétablissement des forces se manifesta avec une rapidité incroyable. Les règles reparurent, la santé s'affermit, et mademoiselle C. nous quitta tout à fait guérie. Le ventre s'était assoupli, les bosselures qu'on y sentait d'abord avaient disparu, et l'estomac digérait facilement les repas les plus substantiels.

Par ces observations que je ne multiplierai pas, on est à même de se faire une idée de la gravité de l'affection que cette médication peut surmonter, et de la manière dont elle agit. Comme je le disais, presque constamment l'affection chronique, au bout d'une huitaine de jours de traitement, s'aggrave, prend une forme subaiguë qui exige un moment de repos après lequel la guérison marche à grands pas sous l'influence du même agent ; et des malades, qui semblaient incurables par la ténacité et l'ancienneté de leur souffrance, voient reparaître tous les signes d'une santé sur laquelle ils n'osaient plus compter eux-mêmes.

Dans l'observation suivante, les symptômes sont un peu différents et se rapprochent davantage de la gastralgie franche. Chez cette intéressante malade, la force et la constance des douleurs, l'état cachectique, la durée de la maladie, avaient porté plusieurs médecins distingués à soupçonner une dégénérescence cancéreuse. La guérison se fit lentement, sans crise, sans exacerbation de la maladie.

IVe OBSERVATION.

Madame N**, de Châlons-sur-Marne , autrefois d'une bonne constitution, est atteinte d'une affection de l'estomac qui s'est développée lentement, et qui l'a plongée dans un état de marasme profond. Depuis trois ans elle éprouvait , à la région épigastrique, les douleurs les plus vives et présentant une grande analogie avec celles des affections cancéreuses : pendant la digestion, elles sont permanentes et d'une violence extrême ; le soir, elles sont moins fortes, lancinantes, éloignent le sommeil, et ont concouru puissamment, avec le défaut d'alimentation, à épuiser les forces de la malade. La teinte jaune-paille de la peau et la maigreur trahissent à tous les yeux les horribles souffrances de madame N.

Madame N., quand elle vint à Pougues, avait essayé de toutes les médications sans aucune amélioration, et depuis six mois elle ne prenait pour toute nourriture qu'un peu de bouillon de poulet, dont elle vomissait une partie au milieu de douleurs déchirantes. Le ventre et l'épigastre étaient souples et n'indiquaient, que par la douleur que causait la pression , la possibilité d'une altération organique ; les autres organes étaient en bon état et ne souffraient que de la faiblesse générale de la malade ; la constipation est habituelle.

L'eau de Pougues est donnée par demi-verre, coupée avec du lait, et augmentée chaque jour de manière à amener la malade à en prendre quatre verres par jour. Au bout de quelques jours, elle digérait assez bien le lait et put prendre des bains, et bientôt commença à naître le désir de l'alimentation, qu'elle n'avait pas ressenti depuis près de trois ans. Les potages, les consommés sont alors accueillis, l'agitation pendant la nuit a disparu, le sommeil a reparu, et bientôt les signes positifs d'un retour à la santé commencent à s'exprimer par les forces, la gaieté et la meilleure coloration du teint.

Depuis trois semaines, l'amélioration avait été progressive et lente. Le traitement fut alors suspendu, dans la crainte de fatiguer l'estomac, mais l'effet était produit et l'organe remis en bon état. En effet, pendant son séjour, que la malade prolongea à Pougues, les digestions étant très-bonnes et l'appétit très-vif, madame N. ne fit aucun traitement jusqu'au mois de juillet suivant, époque à laquelle elle fit une deuxième saison pour consolider les heureux effets de la première. Cette saison fortifia d'une manière remarquable les digestions, les menstrues reparurent, et la guérison d'une maladie de trois ans, regardée comme incurable, se trouva bien solidement établie, et ne s'est pas démentie pendant les trois années qui ont suivi.

La nature du pyrosis est trop mal connue pour que je puisse le donner comme une gastralgie, ou comme le résultat d'une sécrétion anormale de la muqueuse gastrique, ce que je serai beaucoup plus porté à croire. Quoi qu'il en soit, voici un cas remarquable par la durée de l'affection et par la rapidité de la guérison par l'eau de Pougues, d'autant plus extraordinaire que la malade avait pris long-temps chez elle de la magnésie, que j'ai dit être un des deux agents actifs de l'eau de Pougues, et qui jouit d'une vertu héroïque contre cette forme de gastrodynie.

Vᵉ OBSERVATION.

Mademoiselle C., demeurant à Paris, d'une constitution assez forte, d'un tempérament sanguin, éprouve depuis deux ans, dans la région de l'estomac et de l'œsophage, une sensation douloureuse qu'elle compare à celle d'une brûlure ; la plus légère boisson l'exagère et cause des nausées qui sont accompagnées d'une exagération très-vive de la douleur ; les digestions sont lentes, difficiles, très-douloureuses, mais se terminent sans vomissement ; abattement, faiblesse, tristesse profonde, que mademoiselle C. ne peut surmonter, malgré les efforts que lui impose sa bienveillance. Sa tête est pesante et douloureuse, les nuits sont agitées, presque sans sommeil ; tous les matins, des coliques et une ou deux selles diarrhéiques ; la langue est rouge à la pointe, la soif très-vive, surtout quand mademoiselle C. essaye de manger quelque chose ; l'appétit est moindre, mais existe encore ; il y a un peu de fièvre, irrégularité dans les menstrues. Après avoir essayé d'une foule de médicaments, cette jeune malade quitta Paris pour habiter la campagne, où elle éprouva d'abord un peu de mieux qui resta stationnaire. Le traitement commença dans les premiers jours de juillet avec de l'eau de Pougues coupée, jusqu'à quatre verres par jour, des bains d'eau minérale tous les jours ; au bout de trois jours, l'état de l'estomac était des plus satisfaisants ; mais l'eau gazeuse déterminait chez mademoiselle C. une sorte d'ivresse, avec

augmentation des maux de tête, et il fallut suspendre pendant
deux jours et attendre la diminution de la chaleur extrème
qu'il faisait à cette époque.

Quatre jours après la reprise des eaux, mademoiselle C.
conçut l'espoir d'une guérison sur laquelle elle n'osait plus
compter; et à la fin de la saison, qui fut de vingt-cinq jours,
mademoiselle C. avait reconquis toute sa santé, repris sa
fraîcheur et sa gaîté naturelle; les nuits étaient calmes, les
digestions sans fatigue et sans douleur, sans coliques et sans
trouble, les menstrues se sont régularisées depuis, etc., etc.

VIe OBSERVATION.

M. Couchard, médecin à Autun, est forcé d'abandonner
ses occupations; il éprouve des douleurs d'estomac; il ressent
dans les extrémités inférieures des douleurs aiguës intermittentes, avec impossibilité d'exercer la locomotion; insomnie depuis six mois; inutilement pendant long-temps,
il a fait usage de bains, de calmants et d'antispasmodiques.
Ce médecin, âgé de trente-trois ans, va consulter M. Marjolin,
qui lui conseille les eaux de Pougues.

Il boit l'eau gazeuse sans mélange; il prend un bain non
mitigé et peu chaud. Après quelques jours de ce traitement,
M. Couchard peut dormir pendant quelques heures; l'appétit
ne tarde pas à se faire sentir; les digestions s'exécutent
beaucoup mieux; le sommeil devient réparateur et les forces
musculaires se rétablissent promptement; les douleurs né-
vralgiques ont été calmées comme par enchantement, après
un traitement de vingt et un jours.

VIIe OBSERVATION.

Gastralgie.

M. Meunier (François), armurier à Naty, âgé de trente-
quatre ans, est d'un tempérament sanguin, bilieux, d'une

forte constitution ; depuis douze années, il souffrait de l'estomac, ayant des digestions lentes, difficiles ; cette maladie
a toujours eu une marche chronique et progressive. Dans
l'année 1817, il reçut la décharge d'un fusil chargé à plomb
au-dessus de la hanche gauche ; la plaie fut cicatrisée et la
santé fut assez bonne après ce terrible accident. Depuis
quinze ou dix-huit mois, devenu plus malade, ne pouvant
plus résister aux douleurs intestinales , à la perte de ses
forces, il fut forcé d'abandonner son état et toutes occupations pour venir respirer l'air de son pays natal. Le malade
a été plusieurs fois saigné par la lancette, par les sangsues ;
il a fait un long usage de cataplasmes, de bains ordinaires de
Barèges, il a pris de la magnésie ; l'eau de Sedlitz, l'huile de
ricin , la rhubarbe, sont devenues parfois nécessaires, pour
faire cesser les désordres procurés par d'opiniâtres consti-
pations ; les aliments ont toujours été choisis parmi ceux
qui devaient être les plus appropriés à l'état des organes
malades ; l'eau rougie fut remplacée par de l'eau pure fraî-
che. Le malade s'établit à Pougues dans le mois de juillet ;
le traitement est commencé le 27 du même mois. L'eau
gazeuse lui est donnée avec un peu de lait, avec circonspec-
tion ; un bain non mitigé tous les deux jours. Ce traitement
est continué pendant un mois, en augmentant la dose de
l'eau gazeuse progressivement, jusqu'à six verres de moyenne
grandeur. Le malade peut prendre, sans inconvénient, une
plus grande quantité de nourriture, qui se compose de potages, de veau, de poulet et de légumes frais de la saison ; il
boit pendant le repas de l'eau sucrée. Le sommeil n'est pas
constamment bon ; les garde-robes sont rares, et les urines
sont rendues abondamment. Il ne survient point de sueurs ,
point d'éruptions cutanées ; deux cautères existent, l'un au

bras et l'autre sur le creux de l'estomac ; les produits de la suppuration sont plus abondants.

Après les repas, **M.** Meunier éprouve de la lassitude , de la courbature, de la fatigue dans les extrémités inférieures, qui ne cessent qu'après l'accomplissement de la digestion ; constamment après l'ingestion de l'eau gazeuse dans l'es‑ tomac, une grande quantité de gaz a été expulsée par l'anus.

A la fin du traitement, la figure du malade est moins jaune, il est aussi moins maigre.

Après quinze jours de repos, un second traitement est commencé. **M.** Meunier, encouragé par un premier succès, espère compléter sa guérison : il boit l'eau gazeuse sans le mélange du lait ; il prend un bain tous les deux jours ; il mange plus et digère mieux que pendant le premier traite- ment ; il se contente de boire de l'eau sucrée pendant ses repas ; les nuits deviennent bonnes ; les digestions sont tout à fait améliorées ; il n'éprouve plus de fatigue, de courbature après l'ingestion des aliments dans l'estomac , il n'y a plus qu'un peu de tension dans l'abdomen. Le soir, je conseille l'usage du vin de Bordeaux avec de l'eau , au lieu d'eau sucrée. L'embonpoint fait de rapides progrès ; le cautère est maintenu sur l'épigastre ; le second traitement se termine à la fin de septembre.

Dans l'année suivante, j'ai vu arriver à Pougues **M.** Meu- nier : je ne pouvais le complimenter assez sur sa bonne santé. Il a cependant suivi un troisième traitement dont les résul- tats ont été des plus heureux.

VIIIe OBSERVATION.

Madame de **B.**, demeurant à Paris, alors âgée de trente- huit ans, d'un tempérament lymphatique, ayant eu dix en‑

fants, dont quatre sont vivants, n'ayant jamais nourri, éprouvait depuis huit années des aigreurs, des digestions pénibles. Une chute qu'elle fit dans un escalier vint augmenter ses indispositions ; il s'y joignit des peines morales : alors douleur sourde dans les organes de la digestion, malaise général ; l'estomac devint tout à fait malade ; soulagement par la diète, par le repos, par les adoucissants. Plus tard, un voyage fait dans une voiture dure détermine des envies de vomir, des douleurs vives, de l'insomnie et une constipation opiniâtre : des sangsues sont appliquées sur l'estomac ; diète blanche. Les boissons mucilagineuses et les saignées locales augmentent la sensibilité épigastrique ; il survient des contractions nerveuses convulsives ; la faiblesse est extrême ainsi que l'anxiété dans la région précordiale ; la malade se croit en danger ; quelques toniques doux font un peu de bien.

Arrivée à Pougues dans le mois d'août, madame de B. se trouve dans l'état suivant :

Elle n'a pas d'appétit ; ses digestions sont longues et très-pénibles ; l'eau rougie ne peut être supportée. Pâleur et maigreur extrêmes ; le creux de l'estomac est tendu et douloureux.

Traitement. — L'eau minérale gazeuse est coupée avec un peu de lait. La malade prend un bain chaque jour ; pendant les premiers jours, elle éprouve de la chaleur à l'estomac ; un rhume contracté dans ce moment vient contrarier le traitement, qui est interrompu ; après deux jours de repos, l'usage de l'eau minérale coupée avec du lait, les bains, procurent du soulagement ; la chaleur de l'épigastre diminue, les fonctions digestives s'améliorent à mesure que l'appétit augmente. La malade, qui n'usait que de potages maigres, d'un peu de légumes, peut se permettre le bouillon gras, la viande blanche, le poisson, l'eau rougie avec le bordeaux, et enfin le mouton et les autres viandes les plus nourris-santes ; l'appétit fait de nouveaux progrès ; les nuits de-viennent bonnes, le visage se colore, les forces se développent; madame de B. peut faire de longues promenades à pied. Cette malade n'a pas dépassé la quantité de quatre verres d'eau de la source gazeuse mélangée pendant douze jours avec du lait, et ensuite la même quantité est continuée sans mé-lange jusqu'à la fin du traitement, qui a été de trente jours ; les bains ont toujours été mitigés jusqu'au nombre de vingt; dans les derniers quinze jours, chaque jour était marqué par de nouveaux progrès vers la guérison, surtout après le rétablissement du flux périodique. En quittant Pougues, madame B. se trouvait dans les meilleures conditions d'em-bonpoint et de santé ; satisfaite d'avoir pu obtenir, par un seul traitement, d'aussi heureux résultats, elle n'est pas re-venue à Pougues.

Il est inutile, je crois, d'ajouter à ces observa-tions d'autres qui n'en seraient qu'une répétition fastidieuse. Rappelons seulement que, dans le groupe immense des dyspepsies pituiteuses qu'on pourrait aussi appeler embarras gastriques chro-niques, il y a toujours, au bout de huit ou dix jours, une exacerbation dans l'état du mal qui ne doit pas effrayer le médecin, ni le porter à renon-cer au médicament. Il doit seulement le suspendre pendant quelques jours, et, peu de temps après la reprise, il verra les symptômes les plus alar-mants disparaître peu à peu.

Dans les autres formes de dyspepsies, celles qui

ont un caractère nerveux plus prononcé, la guérison se fait, au contraire, généralement sans crise,
si ce n'est une excitation générale qui suit presque toujours l'administration de ces eaux, à la
suite de laquelle les fonctions semblent reprendre
leur activité normale.

On s'étonne tous les jours de la variété et du
nombre des maladies que certaines eaux minérales
ont la prétention de guérir, sans songer au lien
commun qui peut exister entre toutes ces affections. Je ne crois pas, en effet, que l'eau de Pougues ait une action spéciale contre l'hypochondrie,
contre le catarrhe, contre la chlorose, la leucor-
rhée, etc., et cependant j'ai vu de ces maladies
bien vieilles et bien tenaces disparaître à Pougues
comme par enchantement : c'est que chacune de
ces affections était liée à un état gastrique qui rendait impuissants tous les efforts de la thérapeutique. En disparaissant sous l'influence des eaux
de Pougues, il a donné aux autres organes malades
la force qui leur était nécessaire pour lutter avec
avantage contre le mal qui les dominait. Stoll nous
cite de nombreux exemples de ces toux gastriques
qui ne cessent que lorsque l'estomac fonctionne
régulièrement, et j'en pourrais augmenter indéfi-
niment le nombre.

Cette action de l'eau de Pougues a été très-sen-
sible sur M. le docteur Voisenet (de Paris), qui
souffrait à la fois d'un catarrhe et d'une gastralgie;

sur M. Rémond, peintre, qu'inquiétait depuis long-temps une toux obstinée, accompagnée de maigreur et de consomption, dues sans doute au mauvais état de l'estomac, mais qui légitimaient les craintes de phthisie du malade et de ses médecins. Par l'usage des eaux de Pougues, M. Rémond fut en deux saisons complètement guéri de sa gastralgie et de sa toux ; M. de M., qui présentait les mêmes symptômes, fut guéri de la même manière, etc., etc.

Ce que je viens de dire de la toux, je pourrais le répéter pour la chlorose, les fleurs blanches, le rhumatisme, etc., etc., et appuyer de nombreux faits chacune de ces propositions ; malheureusement, les limites que je me suis imposées ne me permettent pas d'entrer dans l'examen de ces questions, qu'il me suffit du reste d'indiquer pour bien faire comprendre comment l'eau de Pougues peut guérir un rhumatisme ou une toux chronique, etc., etc.

Cependant, il est deux maladies qui ont une telle corrélation avec les troubles de la digestion, qui sont si souvent occasionnées ou entretenues par un mauvais état de l'appareil digestif, qu'il m'est impossible de ne pas les signaler spécialement, eu égard surtout aux guérisons remarquables produites par notre eau minérale; je veux parler de l'hypochondrie et des scrofules.

L'hypochondrie, telle qu'elle est décrite par Willis, et bien distincte par conséquent de la maladie

étudiée sous le même nom par les médecins d'a-
liénés; l'hypochondrie, caractérisée par le bruit de
souffle, les palpitations, la faiblesse générale la plus
complète, l'anéantissement ou la prostration de
toutes les fonctions de la vie de relation et de la
vie de nutrition, dépend presque toujours d'excès
vénériens ou d'une altération primitive des organes de la digestion. Lors même que les excès vénériens semblent la cause directe de cet affaissement
caractéristique, on peut encore souvent se convaincre que cet épuisement, qui, de sa nature, devait
être passager, a le plus souvent persisté, parce que
l'estomac, rendu paresseux par ces excès même,
n'a pu suffir à la réparation que commandaient im-
périeusement des pertes trop répétées ou inoppor-
tunes.

Cette maladie est très-commune dans le monde,
engendrée directement ou non par toutes les gran-
des causes de prostration : les chagrins, les vives
préoccupations de l'esprit ou du cœur, la vie séden-
taire, etc. etc., entretenue presque toujours, je le
répète, par l'état d'engourdissement des fonctions
digestives , présentant des symptômes d'une gravité effrayante, et simulant aux yeux des hommes
les plus exercés et les plus instruits les maladies
les plus sérieuses de la moelle épinière. La faiblesse devient extrême, les membres sans mouvement, les sensations confuses, la sensibilité de la
peau presque nulle ; et devant un malade qui ne

péut se tenir sur son séant, et moins encore sur ses jambes, qui se plaint de fourmillements, d'engourdissements et d'inquiétudes dans les extrémités, le mot de *myelite* est vite prononcé, et le malade, envoyé sans espoir aux eaux, en revient souvent guéri.

Telle est l'histoire de bien des malades qui se croyaient perdus ou condamnés à une vie misérable. Plusieurs d'entre eux, détrompés par M. le professeur Marjolin, et envoyés par lui à nos eaux, n'ont pas tardé à voir les espérances du médecin se réaliser, et leurs forces renaître, sous l'influence d'une bonne digestion, avec une rapidité qui tenait du prodige. Deux d'entre eux, un médecin et un instituteur, sont arrivés à Pougues dans l'état le plus misérable et le plus triste, paralysés presque complètement des membres, avec fourmillements aux extrémités, sensibilité obtuse, troubles de la vue, tristesse profonde, indifférence absolue, découragement complet. Les voies digestives étaient dans le plus déplorable état; tous deux éprouvaient de lourdes douleurs dans la région de la moelle, se propageant le long des cuisses; des palpitations violentes, des crampes dans les jambes, etc. Après une saison de vingt à trente jours, ces deux hommes avaient éprouvé un changement tel, qu'ils n'osaient croire eux-mêmes à leur guérison.

L'un, le médecin, était malade depuis deux ou trois ans ; l'autre, M. Millelat, ne souffrait que de-

puis six mois, mais se trouvait dans un état sinon
plus grave, du moins plus attristant que le précé-
dent.

Une autre malade a présenté encore un exemple
curieux de la rapidité avec laquelle peuvent disparaître les symptômes les plus alarmants lorsqu'on attaque leur cause réelle. C'est la femme
d'un ancien notaire de Paris, madame P**, qui
arriva à Pougues complètement impotente, avec
les symptômes les plus trompeurs d'une maladie
de la moelle, et qui, traitée par les eaux de Pougues
d'une dyspepsie chronique survenue à la suite
d'une jaunisse, vit, avec son inappétence, disparaître les symptômes effrayants qui l'accom-
pagnaient.

SCROFULES.

Quelle que soit l'influence de l'eau de Pougues
dans cette maladie, qu'elle ait une action spéciale
ou qu'elle ne fasse que favoriser la nutrition en
stimulant les fonctions digestives, toujours est-il
que, par le fait de ce réveil des organes répara-
teurs et par l'excitation générale qui accompagne
presque toujours l'usage de ces eaux, ces natures
chétives, souffrantes, se raniment avec une grande
rapidité : leur peau reprend de l'élasticité, leur
teint se colore, leurs membres se raffermissent,
leurs plaies se cicatrisent, la diarrhée et les autres
troubles de l'intestin disparaissent, le ventre ren-

tre dans ses proportions normales, et l'état de l'enfant n'est plus reconnaissable au bout d'une saison. Les nombreuses observations de guérison que j'ai eu occasion de faire sont d'autant plus curieuses qu'elles concernent presque toutes des enfants nés et élevés à la campagne. Que serait-ce donc pour l'enfant des villes, qui, outre le bénéfice du traitement, se trouverait tout à coup transporté dans une des contrées les plus saines, au pied des montagnes du Nivernais, dans une localité sèche, bien aérée, et présentant au malade tous les avantages que font espérer la richesse de la végétation et la fertilité du sol.

J'ai eu plusieurs fois recours à ce moyen avec succès chez des malades dont j'ai commencé le traitement pendant l'hiver. C'est ainsi qu'une jeune fille de quinze ans, profondément scrofuleuse, a pu prendre de l'huile de foie de morue, que son estomac ne pouvait digérer, et arriver au moment d'aller à Pougues, où elle a trouvé une guérison complète.

A Pougues, je n'emploie que l'eau pour tout traitement : trois ou quatre verres le matin à jeun, mon but étant seulement de réveiller les facultés digestives. S'il y a de la constipation, deux fois par semaine je donne des pillules légèrement purgatives. La nourriture est celle de tout le monde. La boisson, de l'eau de Pougues et du vin.

Tous les matins au réveil et avant de boire, le

malade reçoit une immersion d'eau froide pendant deux ou trois minutes, douches froides sur les plaies, les glandes, etc., etc. Le malade se frotte avec de la flanelle, et se promène pendant une heure avant de boire. Le but de ce traitement ou plutôt de cette hygiène est d'exciter les fonctions de la peau et d'entretenir celles de la muqueuse gastro-intestinale. On comprend combien un régime semblable doit favoriser la réparation, augmenter les forces, réagir puissamment contre une cause morbide et faire cesser les désordres les plus graves. Sous son influence, j'ai vu guérir des maladies scrofuleuses des plus graves, qui dataient de la première enfance, et qui avaient résisté à toute espèce de médication : des maladies des os, des luxations spontanées, des tumeurs blanches.

IXe OBSERVATION.

Je citerai, entre autres malades, mademoiselle Juliette, de Paris, jeune fille de seize ans, malade depuis son enfance ; elle avait, pour ne parler que des choses les plus graves, une carie du maxillaire inférieur, une tumeur blanche de l'épaule, avec trois fistules qui permettaient d'arriver jusqu'aux os ; un commencement de luxation spontanée du fémur; la jambe ne pouvait être appuyée à terre tant à cause de son alongement qu'à cause d'horribles douleurs ostéocopes qu'éprouvait la malade. On la porta à Pougues, où elle suivit le régime que j'ai indiqué. Elle le suivit pendant trois ans, et chaque année pendant trois mois. La première année mademoiselle **J.** marchait sans béquilles. Toutes les plaies se sont cicatrisées , l'épaule s'est enkylosée, mais la maladie a disparu; la cuisse a repris sa position normale. L'état général s'est amélioré en proportion, et mademoiselle **J.** est aujourd'hui à la tête d'une maison d'éducation, menant, par conséquent, la vie la plus active , la plus fatigante. Sa santé ne s'est pas démentie depuis trois ans qu'elle ne vient plus à Pougues.

Xe OBSERVATION.

Pouvert (Louis), du canton de Pouilly (Nièvre), dix-huit ans, constitution scrofuleuse, engorgement des glandes du cou, avec gonflement des premières vertèbres dorsales. Des moxas avaient été appliqués, et une médication tonique plusieurs fois reprise.

Traitement par les eaux : un bain chaque jour, froid, de courte durée; il boit le matin, dans la journée et pendant le repas du soir, l'eau minérale coupée avec de l'eau ordinaire pendant les huit premiers jours; comme il ne survenait point de surexcitation, et que les organes digestifs étaient bien disposés , l'eau minérale est donnée sans mélange; le ventre est tenu libre par l'usage de pilules aloétiques.

Amélioration dès les premiers dix jours; l'appétit est augmenté, les digestions se font avec facilité, l'alimentation est plus copieuse et substantielle; la douleur, ainsi que le gonflement osseux vertébral , diminuent sensiblement ; le malade peut marcher, se promener en se tenant plus droit; bientôt après, ses forces se développent, il peut faire d'assez longues promenades. Une toux d'irritation, qui incommodait Pouvert depuis plusieurs mois, qui avait résisté à l'emploi de plusieurs moyens, a complètement disparu.

La maladie principale, après un mois et demi de séjour à Pougues, est en voie de guérison; il a repris l'usage de l'eau de Pougues chez lui; les nouvelles de sa santé, données dans le mois d'octobre dernier, étaient très-satisfaisantes.

Cette observation présente un fait intéressant, et que j'ai plusieurs fois constaté. C'est la disparition de la toux sous l'influence de l'eau de Pougues, qui est très-contraire aux individus menacés de phthisie ordinaire. J'ai vu des scrofuleux présentant des signes physiques manifestes de tubercules pulmonaires, guérir de leur phthisie en même temps que de leur diathèse scrofuleuse, en buvant de l'eau de Pougues, qui, je le répète, provoque de graves accidents chez les phthisiques non scrofuleux.

IIe OBSERVATION.

Berneau, âgé de seize ans, scrofuleux, domicilié à Pouilly (Nièvre), depuis trois ans atteint d'ulcères profonds occupant les glandes du cou, le tissu cellulaire du cou et de la poitrine du côté gauche; un vaste ulcère s'étendait jusque sur le muscle pectoral; la constitution était détériorée; ce jeune homme, rempli d'intelligence, avait abandonné toute étude, toute occupation; absence d'appétit, constipation. A Pougues, le jeune malade prenait chaque matin un bain frais, il buvait de l'eau minérale sans mélange, depuis deux verres jusqu'à quatre et cinq verres, en augmentant d'un verre chaque jour; le matin et dans le jour avec le vin en mangeant; des ventouses sèches lui étaient posées sur la colonne vertébrale ; l'ulcère était recouvert d'un emplâtre de diachylon gommé ; frictions après le bain, avec un liniment dans lequel il entrait de l'alcali, du camphre et de la digitale en teinture. Après quinze jours de ce traitement, plus de constipation, appétit prononcé ; l'alimentation, composée de bons aliments, est bien digérée, les palpitations sont moins fréquentes, la peau est plus colorée, la figure annonce plus d'animation, l'aspect de l'ulcère meilleure, la suppuration est moins abondante, les forces permettent de longues courses ; la cicatrisation de l'ulcère fait de rapides progrès ; cette amélioration locale et générale était telle, qu'au mois de novembre dernier l'ulcère était cicatrisé, et le jeune malade devenu gros et gras. Après avoir quitté Pougues, il n'a pas discontinué de faire usage de l'eau de Pougues, mélangée avec le vin, pendant les repas.

Plusieurs guérisons de ce genre m'ont engagé à demander à l'hospice de Nevers d'envoyer à Pougues les enfants scrofuleux. Depuis quatre ans j'ai reçu trente-cinq filles, et sur ce nombre vingt-cinq ont été complètement guéries. La plupart d'entr'elles le sont depuis deux et trois ans, ce qui permet de compter sur la solidité de la guérison. Leur séjour à Pougues a eu pour résultat non pas seulement de voir fondre leurs glandes et cicatriser leurs plaies, mais aussi de leur donner une constitution toute nouvelle. Ces créatures, pâles et chétives, sont aujourd'hui fortes et vives, leur peau est animée, leur chair ferme, ce qu'on remarque même chez celles qui ne sont pas encore complètement guéries, et ce qui fait espérer que leur

guérison ne tardera pas à se faire. Aucun traitement spécial n'a été employé à Pougues pour hâter
la guérison, pas même pour combattre les plaies,
engorgements, etc. Ces enfants n'ont fait que boire
de l'eau, recevoir des immersions froides sur tout
le corps, et des douches froides sur les parties
malades. Je puis esquisser rapidement l'histoire
de quelques-unes de ces malades.

XII° OBSERVATION.

Marie Brassard, âgée de seize ans, vient à Pougues
en 1847. Elle était d'une constitution essentiellement scrofuleuse ; depuis cinq ans elle portait des glandes au cou. Ses
lèvres étaient très-épaisses ; elle avait un ozène très-intense,
sans altération des os du nez, et une ophthalmie intermittente.
Elle avait été inutilement soumise à un traitement par l'iode,
le houblon ; la première année elle fut guérie de l'ophthalmie et de l'hypertrophie des lèvres. L'année suivante 1848,
l'ozène a disparu complètement. Depuis 1848, je revois tous
les ans cette jeune fille, et la guérison est parfaite.

Célestine porte des traces de scrofules depuis six ans, entr'autres une tumeur sous le maxillaire inférieur gauche.
Cette tumeur présente à peu près une longueur de dix centimètres et une largeur de six centimètres : elle est très-dure,
non adhérente. L'état général de la malade est très-mau-
vais, elle peut à peine marcher ; elle se plaint de douleurs
dans les jambes, les cuisses et la hanche ; elle se trouve mal
souvent ; pas d'appétit, peu de sommeil. Après la saison
de 1847, la tumeur s'était affaissée, divisée en plusieurs
lobes ; l'état général était très-satisfaisant. L'année suivante
1848, disparution complète de la tumeur sans retour. Cette

jeune fille est placée dans les environs comme domestique, et je puis m'assurer chaque année qu'il n'y a pas de récidives.

Ant. Briare, malade depuis trois ans. Au cou, plusieurs glandes engorgées, et sous le maxillaire inférieur une ulcération large comme une pièce d'un franc. Tumeur blanche de l'articulation tibio-tarsienne, trois ulcères fistuleux sous la malléole externe, carie du calcaneum, l'articulation est presque doublée de volume, la marche est impossible, le pied étant complètement tourné en dedans, l'articulation ne jouissant d'aucun mouvement, et la pression extrêmement douloureuse. Le mieux ne fut appréciable que la deuxième année, en 1848, au milieu de la saison. A la fin de cette année, l'articulation était revenue à son volume normal, la malade rendit par un des trajets fistuleux deux fragments d'os. Les fistules se cicatrisèrent alors peu à peu ; la plaie du cou était complètement guérie. En 1849, la malade n'avait plus besoin ni de béquilles, ni de bâton ; elle portait encore une petite ulcération à la place de ses anciennes fistules, ou plutôt, la peau extrêmement fine à cet endroit, s'écorche avec facilité et suppure quelques jours. En 1850, la malade est revenue aux eaux consolider sa guérison. Pas de rechute.

Jeanne Morot, seize ans. Constitution profondément scrofuleuse, tumeur blanche de l'articulation tibio-tarsienne, plusieurs trajets fistuleux autour de l'articulation et le long du tibia, au nombre de dix, le plus profond a quatre centimètres de profondeur ; les autres sont très-étendus, mais par simple décollement de la peau. Les os paraissent sains. Je me borne à faire arroser cette jambe avec de l'eau froide deux fois par jour, le régime indiqué. Après trois mois, la guérison était complète, et ne s'est pas démentie depuis 1848.

Jeanne Syrot, 12 ans. Scrofules, suite de maux d'estomac, datant de trois ans; pas d'appétit, douleur épigastrique très-vive pendant la digestion, bouche amère le matin, chaleur à l'estomac. Pendant l'hiver, toux continuelle sans hémoptysie, aucun signe de tubercules ; elle porte sous la clavicule gauche deux tumeurs, grosses chacune comme une noix. Guérie en deux ans.

Hortense Jay avait depuis six mois une ophthalmie palpébrale qui ne me parut pas d'abord de nature scrofuleuse. Je la gardai à Pougues pour la fortifier un peu, et je lui fis suivre un traitement local pour les yeux, cautérisations avec le nitrate d'argent, le sulfate de cuivre ; frictions avec la pommade d'iodure de mercure. Je n'obtins aucun résultat. L'année suivante (1848), elle avait des glandes au cou et un ozène. La nature scrofuleuse de sa maladie étant ainsi bien confirmée, je la soumis au régime de ses camarades : eau de Pougues, immersions froides, et je lui fis donner des douches sur l'œil malade, qui fut guéri au bout de quinze jours. A la fin de l'année, les glandes comme l'ozène avaient complètement disparu, et le placement de cette jeune fille put avoir lieu dans le courant de l'année.

Anne Remoy, âgée de quinze ans, portant quatre ulcérations au cou, larges chacune comme une pièce d'un franc ; décollement de la peau d'un centimètre à peu près autour des plaies ; quelques glandes, de la grosseur d'une noisette ; constitution sssez bonne. J'excisai la peau décollée, je fis suivre le même traitement, et au bout de la saison, la guérison était complète. Cette fille est placée comme domestique dans les environs.

A. Petitot, envoyée également par l'hospice, est âgée de vingt-sept ans, chlorotique, porte à la partie latérale gauche du cou un chapelet de glandes tuméfiées et ulcérées ; la maladie extérieure date d'un an. Elle a usé contre elle toutes les ressources de la thérapeutique. Réduite au désespoir, elle est venue demander à l'hospice un soulagement qu'elle n'a pu trouver. Je l'acceptai à Pougues, quoique déclarée (à cause de son âge), incurable par plusieurs médecins. La chlorose, qui avait précédé de beaucoup l'apparition des symptômes scrofuleux, me parut être une indication thérapeutique qui n'était pas à négliger. La médication par les eaux de Pougues me promettait une guérison qui a été en effet complète au bout de quatre mois. Les symptômes chlorotiques ont disparu, et en même temps les engorgements lymphatiques qui étaient un effet des pâles couleurs. J'ai revu depuis plusieurs fois cette jeune femme ; les glandes n'ont pas reparu, les plaies ne se sont pas rouvertes, et la santé générale est excellente.

J'ai choisi de préférence ces différents exemples parmi les enfants de l'hospice, parce que, ne les perdant pas de vue, je puis affirmer que leur guérison est radicale. J'ai choisi différentes variétée de scrofules : affection des os, de la peau, des muqueuses, du système lymphatique, pour qu'on pût mieux saisir l'action thérapeutique de notre traitement.

J'ai été conduit à essayer l'eau de Pougues contre les scrofules par le souvenir des différentes méthodes de traitement que j'avais vu essayer à l'hôpital des enfants, auquel j'étais attaché comme interne.

J'ai vu employer contre les enfants scrofuleux tous les toniques et tous les excitants connus, et presque toujours sans succès. Sous l'influence du médicament, le malade semble d'abord prendre un peu de forces, mais ce réveil est de courte durée; au bout de quelques jours le tonique est sans action, le malade retombe d'autant plus bas qu'il avait été plus artificiellement excité. Souvent, l'excitation prend de suite un aspect morbide, il y a de la fièvre, de l'insomnie, et la maladie marche plus vite. A côté de ces insuccès presque constants, je voyais une seule médication présenter des résultats satisfaisants : M. Baudelocque donnait aux scrofuleux de son service, presque toutes les semaines, un ou deux purgatifs, et sous l'influence de ce traitement si simple, l'amélioration des malades était très-manifeste. Quel était le résultat des purgatifs? était-ce de débarrasser l'économie d'une grande abondance de sérosité? C'est peu probable, les purgatifs étaient trop légers, ne produisant qu'une selle ou deux. Mais, sous leur influence, les digestions étaient entretenues en bon état, l'appétit soutenu, et par conséquent, la réparation se faisait plus sûrement. Tous ces enfants scrofuleux présentent, en effet, tous, des troubles de la digestion : tantôt de la diarrhée, tantôt de la constipation, tantôt de l'inappétence, tantôt, au contraire, un appétit désordonné, qui prouve, par son exagération, que l'assimilation ne se fait pas convenablement. Obviez à ces désordres digestifs, faites que le scrofuleux, outre la lumière et l'air, ait aussi la faculté de se nourrir, et il se trouvera sous l'influence du meilleur tonique et dans les conditions les plus favorables à un renouvellement de son organisation appauvrie.

L'eau de Pougues produit ce résultat presque infailliblement, pourvu qu'on ait soin d'en bien diriger l'administration, à cause de l'excitation générale qu'elle développe, et qui n'est utile que quand l'estomac digère déjà bien, et peut fournir aux exigences de cette nouvelle activité vitale. Dans les cas très-graves contre lesquels l'eau de Pougues seule semblerait trop peu active comme excitant général, elle a toujours l'immense avantage de tenir l'estomac en état, et de favoriser l'administration d'autres médicaments.

TRAITEMENT DES AFFECTIONS DES ORGANES GÉNITO-URINAIRES.

C'est surtout à l'histoire de la gravelle qu'il faut appliquer ce que je disais, en commençant ce mémoire, sur l'obstacle que certaines préoccupations de l'esprit apportent à l'étude des maladies. Depuis quelques années, en effet, entraînés par l'espoir de guérir les graveleux et les calculeux par un traitement chimiquement rationnel, les médecins ont négligé le malade pour ne plus s'attacher qu'à l'examen de la matière sécrétée. Par des

analyses délicates, on a cherché à bien caractéri-
ser la composition des dépôts formés, on l'a trou-
vée favorable à la dissolution par les alcalis, et
sans observer comment la guérison ou le soulagement s'effectuait, on est resté bien convaincu de
la vérité de ce qui n'était que possible, et quelques
médecins ont admis la dissolution des calculs et
graviers par les eaux alcalines comme une chose
sinon démontrée, du moins très-probable. A
prendre cette question au point de vue chimique,
elle soulève déjà beaucoup de difficultés, et l'on
sait que si l'Académie de médecine a semblé favorable à cette interprétation scientifique, l'Académie des sciences n'a pas tardé, par l'organe de
M. Pelouze à formuler une opinion tout opposée.
Il est, en effet, bien difficile d'admettre cette série
de réactions chimiques complètes au milieu de
nos organes, et de croire à des substitutions du
genre de celle-ci, par exemple ; il s'agit de calculs
de phosphate ammoniaco-magnésien traités par
l'eau de Vichy : « Il se forme alors un phosphate
soluble, dit M. Petit, L'AMMONIAQUE SE DÉGAGE et la
magnésie se précipite ; de sorte que l'urine peut
facilement ensuite entraîner au dehors cette dernière substance, à mesure qu'elle se dépose. »
C'est chimiquement assez clair, mais pathologi-
quement je ne puis admettre ce dégagement d'ammoniaque dans les voies urinaires.

Cependant les alcalis soulagent souvent les gra-

veleux, ou plutôt les médicaments vantés contre
la gravelle, et au nombre desquels je n'hésite pas
à mettre en première ligne l'eau de Pougues, puis
l'eau de Contrexeville et bien après l'eau de Vichy, contiennent toutes des substances alcalines, et
ont produit de remarquables guérisons. Le fait est
vrai ; mais faut-il conclure que la guérison a lieu
par le fait des alcalis? Bien des observations prouvent le contraire, et montrent que, manifestement,
si l'alcali est utile, il n'est pas la seule cause de la
guérison, qu'il y a sur le rein une action spéciale
par laquelle la fonction de cet organe est énergi-
quement modifiée. A la suite de cette modifica-
tion, les urines sont plus abondantes et en même
temps plus normales. Nous admettons un trouble
fonctionnel dans les organes urinaires que cause
le dépôt des sels dissous dans l'urine, fait que je
discuterai ailleurs, mais que je me contente d'indiquer ici. Le but et l'avantage de l'eau de Pougues sont, je crois, précisément de régulariser
cette fonction et de replacer l'organe dans ses
conditions physiologiques. Nul doute que l'alcalinité de l'urine qu'elle produit est utile, mais je la
crois inefficace sans l'action spécifique qui se manifeste sur les reins par une abondante sécrétion.
Des faits nombreux viennent à l'appui de cette
opinion.

D'abord, il ne suffit pas que l'urine soit alcaline
pour que le malade éprouve des soulagements. Un

bain, ou deux ou trois verres d'eau de Vichy suffisent pour produire cet effet, et les malades
n'éprouvent aucun bien-être : nous voyons, dans
les faits publiés, qu'ils sont obligés d'en boire de
sept à dix-huit verres par jour. C'est qu'à cette
dose énorme, l'eau de Vichy finit par agir sur les
reins, et produire l'effet que nous obtenons avec
les eaux de Pougues à la dose de trois ou cinq
verres dans la journée.

D'autre part, chez grand nombre de graveleux,
le traitement par les eaux minérales entraîne avec
les urines une énorme quantité de sable et de graviers dont l'expulsion soulage et guérit le malade,
qui apparaissent sous l'influence même du médicament qui devait les dissoudre, d'après les idées
de M. le docteur Petit. Cette proposition, qui s'ap-
puie sur un fait vrai et bien observé, peut paraître
étrange au premier abord et exige quelques explications.

Parmi les graveleux, il y a deux classes assez
distinctes à établir, tant à cause de la marche et
de la forme de la maladie qu'à cause du mode de
guérison sous l'influence du même traitement.

Les uns se plaignent constamment de douleurs
dans la région des reins, leur urine est toujours
chargée de sable, catarrhale et souvent trouble ; ils
n'éprouvent jamais de calme parfait, mais de
temps en temps les douleurs augmentent et pren-
nent une forme aiguë très-intense. Ces malades,

au bout de quelques jours, se trouvent très-bien à Pougues; les douleurs ont disparu, les urines ne sont plus chargées, et ne contiennent plus de sable, ni de mucosités. Chez les autres, les coliques néphrétiques et les symptômes de gravelle ne se produisent que par crise. Avant la crise, les urines deviennent claires, limpides, quoique peu abondantes. Cet état persiste plus ou moins long-temps, puis les douleurs se font sentir, les urines se chargent de sables, et la guérison se dessine avec plus ou moins de lenteur. C'est chez ces personnes que les eaux de Pougues déterminent la sécrétion d'une énorme quantité de sable qui assure leur guérison, sinon complètement, au moins pour long-temps.

Dans ces deux formes, comme on le voit, la maladie comme le mode de guérison sont très-différents. Dans le premier cas, il semble exister un trouble habituel dans la fonction du rein, que combat l'eau de Pougues avec succès, mais d'une manière lente et qui a besoin d'être continuée; tant que les malades en boivent, ils ne rendent pas de graviers et ils ne souffrent pas. C'est dans cette forme surtout qu'on pourrait admettre l'utilité de la présence des sels alcalins, sans admettre pour cela la dissolution du gravier. Dans ce cas, les sels alcalins dissolvent les mucosités qui séjournent dans les voies urinaires, favorisent la précipitation des sables, et font obstacle à leur

passage. Dans ce cas, le remède ne guérit pas : il
pallie le mal en faisant disparaître la plus sail-
lante de ses manifestations extérieures. Aussitôt
qu'on cesse le remède, le sable reparaît. Ce résultat a lieu quelle que soit la nature du sable, et on
s'explique ainsi parfaitement ce que M. Petit a de
la peine à s'expliquer : c'est la disparition du sable,
qu'il soit acide, qu'il soit alcalin, par suite de
l'usage d'une eau alcaline.

La question se borne à savoir s'il y a toujours
une affection catarrhale des voies urinaires chez
les personnes atteintes de gravelle. C'est un fait
que je ne puis qu'affirmer ici et que je démontre
dans un mémoire adressé à l'Académie.

Je le répète, le résultat est le même, quelle que
soit la composition des graviers, et j'ajoute quel
que soit l'organe dans lequel ils se forment. Il est
arrivé souvent à Pougues de voir des malades, af-
fectés en même temps de coliques néphrétiques et
de coliques hépatiques, rendre en même temps
par l'urèthre et par l'anus une grande quantité
de graviers d'acide urique et de petits calculs biliaires. N'est-il pas de toute probabilité que, sous
l'influence des eaux de Pougues, le rein et le foie,
stimulés et animés d'une force nouvelle, ont pu
sécréter une plus grande quantité de liquide, faci-
liter ainsi la sortie de ces corps étrangers dans un
cas, et, dans l'autre, s'opposer à leur formation
par une vie plus active, une réaction plus énergi-

que, tout en acceptant l'action de l'eau sur les mucosités comme cause possible de la formation des calculs et de leur arrêt. Je vais citer quelques observations qui viennent à l'appui de ces différentes propositions.

D'abord, deux cas dans lesquels on trouvera la co-existence des calculs biliaires dans le foie et de graviers d'acide urique dans les voies urinaires. Sous l'influence de l'eau de Pougues, ces deux malades rendirent une grande quantité de graviers, tant par l'anus que par l'urèthre, et les symptômes qui existaient du côté du foie et des reins ne tardèrent pas à disparaître.

XIVe OBSERVATION.

Madame M. G. (de la Charité-sur-Loire) éprouvait depuis une année dans le côté droit des douleurs qui, de temps à autre, prenaient un caractère de violence extrême ; l'épaule du même côté était aussi vivement affectée. La région lombaire était le siége de douleurs intermittentes qui firent longtemps croire à une affection rhumatismale.

Les traitements les plus variés furent employés inutilement. La malade fut envoyée aux eaux, et le médecin crut à l'existence de calculs biliaires et à la gravelle.

Le traitement fut dirigé avec ménagement, à cause de l'état d'excitation dans lequel se trouvait cette malade, épuisée par la souffrance. Les eaux furent administrées coupées avec une décoction de graines de lin ou de chien-dent ; les bains mélangés d'eau douce, et la liberté du ventre fut entretenue avec un peu de magnésie.

Au bout de quelques jours les urines, qui jusqu'alors étaient rares, coulèrent abondamment et présentaient une grande quantité de sable rouge. La malade rendit aussi par les selles beaucoup de petits calculs biliaires, et se trouva complètement soulagée. Les douleurs ont disparu, les urines ont continué à couler avec abondance, la santé générale s'est rapidement relevée, et madame M. continue tous les mois à prendre les eaux pendant quelque temps pour régulariser les sécrétions du foie et des reins, et entretenir la santé qu'elle leur doit.

XVe OSERVATION.

Madame D., habitant près de La Charité, âgée de cinquante ans, d'une forte constitution, est malade depuis très-long-temps, affectée de coliques néphrétiques et hépatiques qui se renouvelaient par crises durant quinze ou vingt jours. Ces crises, qui revenaient tous les deux mois au moins, étaient terribles, et chaque fois causaient les plus vives inquiétudes. Un traitement antiphlogistique était employé ; il amendait un peu les douleurs sans en abréger la durée. Au retour de chaque crise, les urines devenaient rares et très-limpides, et la constipation très-opiniâtre.

Envoyée à Pougues par M. le docteur Mathieu, madame D. prit les eaux d'apord conpées avec un peu de tisane chaude, à cause de quelques coliques qu'elle avait éprouvées, puis des bains. Au bout de huit jours de traitement, les urines sont très-abondamment rendues et chargées de sables. Pendant et après les défécations, la malade éprouve une vive douleur à l'anus, qu'elle s'explique bientôt par la grosseur des calculs biliaires qui se trouvent dans les garde-robes. A partir de cette époque, la santé de madame D. s'est vite rétablie ; elle a quitté Pougues au bout de quinze jours, pour continuer chez elle l'emploi des eaux, et depuis cette époque les crises n'ont pas reparu.

Cette dernière observation, outre l'action des eaux de Pougues sur le foie et le rein, nous montre aussi une des formes de la gravelle dont je parlais : celle qui se reproduit par crises, et dont la guérison est accompagnée de l'expulsion d'une grande abondance de graviers. Cette forme étant la plus commune, je pourrais citer un grand nombre de guérisons de ce genre ; je me contenterai d'indiquer quelques-unes des plus remarquables par l'influence évidente de l'eau de Pougues contre le retour de la crise. Ainsi :

XVIe OBSERVATION.

Un cantonnier de l'arrondissement de Sancerre qui, depuis quinze ans qu'il a commencé le traitement de sa gravelle par les eaux de Pougues, a jugulé toutes les crises au moment de leur apparition ; toutes les fois que son urine devient claire et limpide, il prend par jour trois ou quatre verres d'eau : bientôt l'urine reprend toutes ses propriétés physiques ordinaires, et la crise n'a pas lieu. Je le répète, cet homme, autrefois habitué à des coliques néphrétiques épouvantables et très-fréquentes, n'en a plus souffert depuis quinze ans.

XVIIe OBSERVATION.

Madame B., que des crises violentes prenaient au moindre écart de régime ou à la moindre fatigue, alla vainement à Vichy, et fit les traitements les plus variés. Elle vint à Pougues pendant la dernière saison, et éprouva une surexcitation locale assez vive avec douleurs dans la région lombaire, un peu de fièvre par l'usage des eaux ; elle rendit une énorme quantité de sable, et depuis ce temps les crises n'ont pas reparu.

XVIIIe OBSERVATION.

Madame F., de Nevers, depuis dix ans n'a pu rendre supportables ses affreuses douleurs que par l'emploi des eaux de Pougues, et depuis cette époque elle ne manque jamais chaque année de revenir passer une saison.

Ceux des graveleux dont l'affection est lente et constante, ont peu d'espoir de se guérir; ils ne peuvent que se soulager et éviter les accidents graves. C'est ce qu'ils font en usant de temps en temps des eaux et en venant presque tous les ans ou tous les deux ans passer quelques jours à Pougues.

Chez ces graveleux, la persistance du mal, et par suite la continuité de l'emploi de l'eau de Pougues pourraient faire naître quelques craintes que je dois dissiper. L'emploi des eaux fortement alcalines continué pendant long-temps est, il est vrai, d'un effet désastreux sur la constitution. Les médecins qui ont employé ou vu employer pendant long-temps le carbonate de soude dans le traitement de différentes maladies, en connaissent le mauvais effet. Le sang, rendu plus fluide par l'alcali, ne tarde pas à produire tous les symptômes d'une chloro-anémie, mille fois plus rebelle et plus désespérante que celle causée par des pertes de sang trop abondantes. Avec l'eau de Pougues, on n'a point ce danger à redouter. Beaucoup moins alcalines que les eaux de Vichy, elles agissent sur les organes génito-urinaires à des doses infiniment moins considérables (deux ou trois verres par jour suffisent); leur action est presque instantanée, et elles sont rendues avec les urines peu de temps après qu'elles ont été bues, et répondent ainsi parfaitement à l'idée que nous nous sommes faite de leur mode d'action. Nous les donnons, je le répète, non point pour augmenter l'alcalinité naturelle du sang, ce qui ne serait que dangereux, mais simplement pour activer la fonction du rein et rendre aux muqueuses leur état physiologique.

Il est un troisième ordre de faits qui prouvent d'une manière péremptoire, à mon avis, que l'eau de Pougues guérit les graveleux, non point en vertu des sels alcalins qu'elle contient et de ses propriétés chimiques, mais bien par le fait de l'action spéciale qu'elle exerce sur les organes génito-urinaires. En effet, cette action excitante ne se borne pas seulement au rein, mais bien, comme je l'ai déjà dit, à tout l'appareil génito-urinaire; elle se manifeste non pas seulement dans les cas de coliques néphrétiques, mais aussi dans les affections catharrales dont la muqueuse de la vessie est si souvent le siége, dans les cas d'hématurie, etc. Dans toutes ces affections chroniques, l'amélioration est aussi prompte que sûre.

XXI° OBSERVATION.

M. P. vint à Pougues avec un catarrhe vésical qu'il portait depuis deux ans, et contre lequel il avait employé un
traitement antiphlogistique prolongé, puis des excitants ,
tels que la térébenthine ; le tout sans résultat. **A** son arrivée,
il pouvait à peine marcher, les douleurs s'étendaient des deux
côtés dans la région des uretères, et le forçaient à se tenir
ployé en deux. Les urines, peu colorées, laissaient déposer
une grande quantité de mucosités, présentant quelquefois un
peu de sang. Ténesme vésical presque continuel, le sommeil
est interrompu à chaque instant par le besoin d'uriner. Le
malade n'a jamais rendu de gravier ni de sable ; il n'a pas la
pierre. Les digestions sont difficiciles et lentes, l'appétit presque nul ; perte des forces, maigreur extrême. On fut obligé
de couper l'eau, à cause de l'état de l'estomac. Au bout de huit
jours de traitement il y eut une surexcitation, comme nous
l'avons remarqué dans le traitement des dyspepsies ; les douleurs deviennent un peu plus fortes, les urines contiennent un
peu plus de mucosités. Mais tout cela fut passager, et la guérison marcha avec une rapidité incroyable ; au bout de quinze
jours, **M. P.**, sans être complètement guéri , faisait des promenades de deux heures, et lorsqu'il quitta Pougues , dix
jours après, il n'éprouvait plus de douleurs , ses urines ne
contenaient plus de flocons, son appétit était excellent, et sa
santé générale très-brillante.

XXII° OBSERVATION.

M. Braquet nous fut envoyé par **M.** le docteur Amussat
pour un catarrhe vésical, compliqué de gravelle. **A** l'arrivée
de ce malade, les urines, rendues avec une peine extrême,
étaient chargées de mucosités légèrement purulentes, la

douleur très-vive et continue, souvent des coliques néphrétiques. M. Braquet prit jusqu'à quatre verres d'eau par jour
et des bains d'une heure. Les urines ne tardèrent pas à couler
plus librement et à ne plus présenter de traces de pus ni de
mucosités. Le seizième jour, le catarrhe vésical dont ce malade
était atteint fut parfaitement guéri. L'appétit reparut, et l'eau
minérale put être prise sans mélange et plus abondamment ;
les bains donnés régulièrement chaque jour. Le dix-neuvième
jour, M. B. rendit par l'urèthre quatre calculs assez volu-
mineux ; quelques jours après les garde-robes en présen-
tèrent aussi plusieurs, et peu de temps après le malade put
quitter Pougues dans un état des plus satisfaisants.

XXIIIe OBSERVATION.

Madame B., envoyée à Pougues par le docteur Michon,
était atteinte depuis trois ans d'un catarrhe de la vessie.
A son arrivée à Pougues, cette malade, outre les symptômes habituels de la maladie dont elle était atteinte, présentait un état général grave : le pouls était fébrile, les forces
abattues, les nuits sans sommeil, l'alimentation presque
nulle. Elle prit des bains chaque jour, et l'eau, qu'elle sup-
porta de suite très-bien, fut prise à des doses très-considé-
rables ; elle en buvait jusqu'à dix verres par jour à la fin de
son traitement. Dès les premiers jours, la douleur qui ac-
compagnait l'émission difficile des urines cessa ; elles devinrent plus abondantes et plus claires. L'excitation fébrile dis-
parut, les nuits devinrent bonnes et l'appétit reparut. Le
mieux sensible que la malade éprouva pendant cette première saison l'engagea à revenir en passer une seconde à
Pougues, pour compléter sa guérison. Lorsqu'elle quitta
l'établissement, outre l'état excellent de sa santé générale,
cette malade ne présentait presque aucun signe de son ca-

tarrhe vésical. Les urines n'offraient aucune trace de mucosités, et étaient expulsées avec facilité, seulement un peu de
douleur dans le trajet des uretères.

XXIVe OBSERVATION.

M. Sauce, avocat à Paris, ayant une vie habituellement
douce et tranquille, et jouissant d'une santé très-bonne, a
rendu plusieurs fois, et sans cause bien appréciable, du sable
rouge avec ses urines. Dans le mois de juillet 1841, il eut
des coliques néphrétiques combattues par un traitement an-
tiphologistique. En 1842, après une marche de deux heures,
il fut pris tout à coup d'une hématurie intense.

Depuis cette époque, malgré une hygiène bien entendue
et sagement suivie, malgré l'emploi continuel de bains, de
diurétiques, etc., l'affection a toujours marché, quoique lentement. Il prit long-temps les eaux de Vichy, de Contrexeville sans en éprouver grand soulagement ; seulement, le
mal ne fit pas de progrès rapides. Les choses allèrent ainsi
jusqu'au mois de février 1843. A cette époque, le malade
crut devoir faire usage de toniques, mais les urines devinrent
plus colorées, le malaise plus grand. D'après une consulta-
tion de MM. Rochoux, Louis et Rayer, les toniques furent
défendus, on fit deux applications de sangsues, on reprit les
émollients, les bains, l'eau de Vichy et un régime sévère. Il
n'y eut pas de mieux ; on revint aux sangsues, continuation
de l'eau de Vichy, alternativement avec l'eau de Contrexeville, régime exclusivement végétal. Malgré la sévérité avec
laquelle le malade suivit son régime, évitant tout ce qui
pouvait en contrarier les effets, il n'éprouva aucun soulage -
ment. Le pissement de sang n'augmenta ni ne diminua ; les
douleurs lombaires étaient tout aussi intenses, l'état général
assez bon. Le traitement fut continué sans plus de succès

jusqu'au mois d'août , époque à laquelle on conseilla les
eaux de Pougues, que le malade, désespéré, consentit à aller
prendre sur les lieux. Le trajet fut fait, sans beaucoup de
fatigue, en bateau à vapeur.

Le malade rend peu de sang, les urines sont d'un brun
foncé, troubles, et présentent un dépôt assez considérable.
Besoin fréquent d'uriner, douleurs assez vives.

1ᵉʳ septembre. Deux verres d'eau coupée avec un tiers de
tisane de graine de lin ; un bain peu chaud de quinze minutes;
après le bain, pris dans la matinée, l'urine contient un dépôt
beaucoup moindre, pas de sang. A Paris, le malade rendait
toujours un peu de sang après le bain.

Le 2, les urines sont acides, flocons en suspension, pas de
dépôt ; trois verres d'eau coupée, bains de vingt minutes,
après lesquels transpiration légère avec odeur ammoniacale
prononcée.

Le traitement est continué ainsi, et l'état du malade s'amé-
liore sensiblement jusqu'au douzième jour. Les nuits sont bonnes, les urines sont rendues en grande abondance et dans de
bonnes conditions, ne contenant ni sang, ni flocons muqueux;
elles sont limpides et légèrement alcalines. Celles rendues le 12
au matin forment un dépôt de sable. A cette époque, M. S.
fut pris de coliques et eut quatre garde-robes diarrhéiques
dans la matinée. Après la dernière selle, le sentiment de gêne
qu'éprouvait ordinairement le malade dans le trajet des uretères devint plus sensible que jamais. Pendant les quatre
jours qui suivirent cette crise, les urines déposèrent une
grande quantité de sable rouge, et parurent un peu plus colorées que la semaine précédente.

Le quinzième jour, les douleurs avaient à peu près cessé et
furent remplacées par un léger accès d'asthme. Suspension
du traitement pendant deux jours.

Le 20, les eaux étaient bues pures et purent être portées à la dose de quatre et cinq verres par jour. A partir de ce moment, la guérison marche très-rapidement. Les urines sont sécrétées abonbamment et avec facilité, pas de nuage, pas de dépôt muqueux, toujours un peu de sable.

Le 25, l'état général était on ne peut plus satisfaisant, les signes du catarrhe avaient complètement disparu, et le malade se trouvait dans une position qu'aucun médicament n'avait pu lui procurer depuis quatre ans. La santé de **M.** Sauce s'est maintenue en bon état depuis cette époque.

De ces faits, il résulte plusieurs conclusions qu'il est bon de résumer :

1° L'action des eaux de Pougues sur les organes urinaires est tout aussi manifeste dans les cas de catarrhe de la vessie que dans les cas de gravelle.

2° Cette action locale est si évidente, que la médication produit, du huitième au dixième jour, un état subaigu de la maladie tout à fait semblable à celui que nous avons signalé dans le traitement des dispepsies catarrhales ou pituiteuses ; et c'est après cette exacerbation momentanée que la muqueuse tend à se guérir rapidement.

3° Le soulagement que les calculeux éprouvent par l'emploi des eaux dépend beaucoup moins d'une diminution très-douteuse du calcul par le fait des alcalis, que de l'amendement des symptômes de catarrhe qui existent simultanément avec ceux de la gravelle ou du calcul.

4° Les calculeux doivent chercher, par l'emploi

des eaux minérales, non pas une guérison tout à
fait chimérique, mais simplement la disparition
de la tendance à sécréter du gravier ou la cessa-
tion des symptômes de catarrhe qui en sont la
cause première. Dans ce but, je ne crois pas qu'il
y ait une eau préférable à celle de Pougues. Les
faits que j'ai cités témoignent assez de leur puis-
sance ; les faibles doses qu'il suffit de prendre sont
une garantie contre toute espèce de craintes.

5° Par le fait de cette médication, le calculeux,
s'il fait extraire son calcul, se trouve dans les circonstances les plus favorables à l'opération ; en la
continuant, il s'assure contre une récidive toujours à redouter.

FIN.

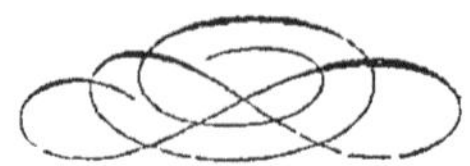

Le bourg de Pougues se trouve situé aux confins des montagnes du Nivernais et de la vallée de la Loire, dans une position des plus saines et des mieux aérées. Cette position heureuse suffit pour assurer aux malades des promenades délicieuses par l'extrème variété des paysages; de jolis bouquets de bois, des coteaux vignobles, des plaines fertiles entourent cette petite ville. Dans la vallée, outre les beautés naturelles, les riches usines de Fourchambault, Imphy, Guérigny, attirent souvent nos malades par l'intérêt qu'elles présentent et les jolies routes qui y conduisent. De cette variété naissent, pour le malade, un plaisir dans ses promenades de chaque jour, des distractions qui l'engagent à un exercice salutaire à sa santé.

La vie est à très-bon marché à Pougues, et les familles pauvres n'ont pas à redouter les dépenses que commande ordinairement le séjour aux Eaux minérales.

Près de l'établissement, nouvellement construit et parfaitement disposé pour les besoins des malades, il y a un hôtel uniquement réservé aux buveurs, qui trouveront dans le bourg d'autres logements à leur convenance.

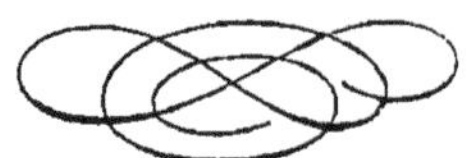

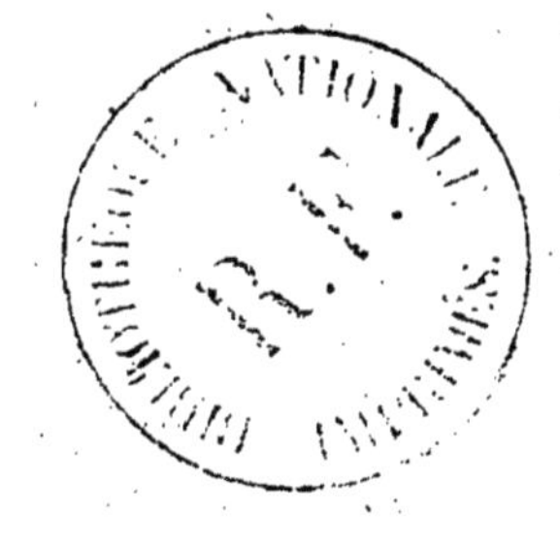

43